PREVENCIÓN DEL CANCER

Manual con Información Médica

Actualizada

Primera Edición

Autor: Dr. Luis Mendoza, PhD

La educación es el pilar principal de un desarrollo que trae significativas mejoras en la calidad de vida de los hombres. Esta publicación sobre la prevención del cáncer es parte de un programa de educación para el público, pacientes con cáncer y para los profesionales de la salud que deseen estar más informados sobre el tema.

El objetivo de este manual es poder trasmitir los conceptos básicos acerca del cáncer y de su prevención. La información recogida en este manual se basa en datos científicamente demostrados obtenidos de estudios clínicos. Gracias a estos resultados, grupos de expertos han podido elaborar recomendaciones sobre las mas acertadas medidas preventivas para los diversos tipos de canceres. Estas recomendaciones están recogidas en este manual.

No hay duda que la prevención de enfermedades es una manera efectiva de hacer medicina a gran escala. De tal forma, un buen conocimiento de los factores de riesgos que provocan cáncer y de como prevenir su aparición, no solo conseguiría reducir la carga física, el sufrimiento de los pacientes y sus familiares y los costes para el paciente con cáncer, sino que también se apoyaría al sistema de salud reduciendo costos debido a las altas tasas de mortalidad y morbilidad que actualmente el cáncer conlleva.

Otro de los objetivos de este material educativo es el de mejorar la comunicación entre los médicos y los pacientes. Los pacientes mejor informados pueden llegar a formular mejor sus preguntas e inquietudes a sus médicos y de esta manera tener más control de la enfermedad.

Este manual será periódicamente revisado y actualizado para brindar una información veraz y confirmada científicamente. Espero que este manual cumpla sus objetivos y a través de la educación ayude combatir este terrible azote a la humanidad que sigue siendo el cáncer.

Copyright 2012

TABLA DE CONTENIDO

1. Que es el cáncer?
2. Tipos de canceres
3. Denominación de los tumores
4. Propiedades de las células cancerosas
5. Factores de riesgo relacionados con el cáncer
6. Factores de riesgo cuya relación con el desarrollo del cáncer no esta confirmada
7. Que es prevención?
8. Datos sobre las tasas de incidencia del cáncer
9. Cánceres más frecuentes según el sexo y edad
10. Importancia de hacer una prevención en el cáncer
11. Prevención primaria
12. Quimio prevención
13. Prevención Secundaria

1 Que es el cáncer?

Cáncer: *es la proliferación de células cuyo rasgo característico (pérdida de los mecanismos normales de control) tiene como resultado un crecimiento sin regulación, ausencia de diferenciación, invasión de tejidos locales y metástasis* - Diccionario Merck.

Hipócrates conocido hoy en día como el padre de la medicina, propuso la Teoría Humoral de la Medicina. **Según su teoría** el cuerpo está compuesto de cuatro fluidos: la sangre, la flema, la bilis amarilla y la bilis negra. Se pensaba que cualquier desequilibrio de estos fluidos causaba enfermedad. Hipócrates atribuyó el exceso de bilis negra al cáncer. También fue el primero en usar las palabras "carcinos" y "carcinoma" para describir los tumores y así nació el uso del término "cáncer" para referirse a esta enfermedad. La palabra cáncer deriva del griego "karkinos" que significa 'cangrejo'. Mirando al pasado se han encontrado señales de cáncer 3000 A.C en los huesos de momias del antiguo Egipto y del Perú.

Es muy frecuente que la población general a menudo confunde las definiciones de tumor, cáncer neoplasia etc. Cuando un doctor habla de cáncer, neoplasia y tumor maligno está hablando de lo mismo, o sea que el paciente tiene un cáncer. Cuando el doctor habla de tumor es cuando se refiere que el paciente tiene un tejido que ha crecido de manera anormal. El tumor puede ser benigno o maligno. Los tumores benignos normalmente son tumores circunscritos que no suelen crecer más. En cambio un tumor maligno es sinónimo de cáncer.

2 Tipos de cánceres

Según su histología, o sea según el estudio de los tejidos bajo microscopio, se pueden determinar más de 200 tipos de cáncer. La comunidad médica junto a la Organización Mundial de la Salud han venido haciendo esfuerzos desde décadas para establecer una clasificación histológica de los tumores. En la actualidad está disponible la Clasificación Internacional de Enfermedades para Oncologia (3.a edición) para la población médica hispana o el mismo documento IDC-O (International Disease Clasification-oncology) para la población médica anglosajona.

Más información acerca de la clasificación según la OMS en el siguiente enlace

http://www.who.int/classifications/icd/adaptations/oncology/en/index.html

En general los cánceres se pueden clasificar en dos grandes grupos: los tumores malignos sólidos y los tumores malignos hematológicos (o líquidos).

La mayoría de los cánceres toman el nombre del órgano o de las células en donde se han originado. Por ejemplo:

Entre los tumores malignos hematológicos tenemos los cánceres de los glóbulos blancos (excepto los linfocitos) que se llaman leucemias y los cánceres que provienen de los linfocitos que son los linfomas y el mieloma.

Entre los tumores sólidos por ejemplo el cáncer que empieza en el pulmón se llama cáncer de pulmón; el cáncer que empieza en los melanocitos (célula que produce un pigmento, la melanina, que los seres humanos tenemos en la piel, los ojos y el pelo, que tiene como principal función el bloqueo de los rayos solares ultravioletas) se llama melanoma.

Hay que tener presente que dentro de cada grupo de canceres cuyo origen está en tejidos solidos o hematológicos, éstos a su vez están subclasificados según el tipo de célula característica (histología) que comprende este tumor. Como ejemplo podemos poner el cáncer de pulmón. El cáncer de pulmón puede clasificarse según su histología en dos grandes grupos (carcinoma de células pequeñas y carcinoma de células no pequeñas) y estos a su vez en varios subtipos de cánceres.

Cuando nos referimos a un cáncer específico (por ejemplo cáncer de ovario o cáncer de riñón), siempre debemos tener en cuenta que puede haber diferentes tipos y que difieren según histología, o sea según el estudio del tejido bajo el microscópio. <u>El saber el tipo histológico de un cáncer es importantísimo porque hoy por hoy se pueden establecer pronósticos y tratamientos específicos al tipo de tumor.</u> A veces hay canceres que son difíciles de confirmar con el microscopio y hay que recurrir a las pruebas especiales de immunohistoquimica, estudio de expresión de marcadores, estudio de las anormalidades cromosómicas de las células tumorales etc. y eventualmente a la revisión de las muestras por otro patólogo con mas experiencia.

Es importante fijar el siguiente concepto, el tumor benigno <u>nunca</u> se convierte en maligno. O sea que si un tumor se lo diagnostica como cáncer es así porque sus células iniciales eran malignas. En otras palabras un tumor maligno o cáncer siempre origina como tal de un clon maligno inicial. Una característica del tumor maligno y no del benigno es que este se disemina a otras partes del cuerpo. Estas diseminaciones se llaman metástasis. El tumor que da origen a las metástasis se llama tumor maligno primario.

3 Denominación de los tumores

Como los médicos llaman a los tumores es algo complicado de entender. Hay ciertas reglas generales que son aplicables para las mayorías de los tumores.

Cuando hablamos de un tumor benigno siempre este se lo llamara con el sufijo –oma. Hay que tener cuidado y no confundirse con el sufijo – sarcoma o blastoma o cuando el tumor es llamado carcinoma porque se trataría de u tumor maligno. Deténgase un momento en la tabla 1 para que reconozca los nombres de un tumor benigno y maligno según el sufijo de un tipo de tumor originado desde el mismo tejido.

Tabla 1

Tejido de origen	Tumor benigno	Tumor maligno
Piel o mucosa	papiloma	Carcinoma escamoso
Epitelio glandular	adenoma	Adenocarcinoma
Tejido fibroso	fibroma	Fibrosarcoma, fibroblastoma
Cartílago	Condroma	Condrosarcoma, condroblastoma
Músculo liso	leiomioma	Leiomiosarcoma, leiomioblastoma
Músculo estriado	rabdomioma	Rabdomiosarcoma, rabdomioblastoma

| Tejido óseo | Osteoma | Osteosarcoma, osteoblastoma |

Aparte de los sufijos que ayudan a reconocer rápidamente si el tumor es benigno o maligno, los médicos también usan los prefijos. En general, los nombres de los tumores creados utilizando diferentes prefijos (que son de origen latino) que corresponden al tejido u órgano en donde el cáncer empezó su crecimiento descontrolado (tabla 2). Por ejemplo, el prefijo "condro" significa cartílago, por lo que un cáncer que se origina en el cartílago se conoce como un condrosarcoma. Similarmente, el prefijo "adeno" significa glándula, por lo que un cáncer de células glandulares se conoce como adenocarcinoma. Por ejemplo el adenocarcinoma del seno o cáncer de mama.

Desafortunadamente, esta regla para nombrar a los tumores no es para todos ellos. Hay ciertos tumores que se los llaman por el descubridor de la enfermedad como la enfermedad de Hodgkin, el tumor de Wilms o Sarcoma de Ewing. Hay otros tumores que son llamadas por la célula donde se origina como los tumores del sistema nervioso: Oligodendrogliomas, ependimomas, astrocitomas etc. Estos tampoco son denominados siguiendo la regla arriba anotada.

Tabla 2

Prefijo	Significado
Adeno-	Glándula
Condro-	Cartílago

Hemangio-	Vasos sanguíneos
Hepato-	Hígado
Lipo-	Grasa
Linfo-	Linfocitos
Melano-	Melanocito
Mielo-	Medula ósea
Mio-	Musculo
Osteo-	Hueso

4 Propiedades de las células cancerosas

A pesar de su diversidad, el cáncer comparte algunas propiedades fundamentales. Algunos canceres ensenan cada una de esas propiedades en diferentes extensiones. Algunos otros exhiben esas propiedades a medida que el cáncer va progresando. Las propiedades comunes en los canceres están detalladas en la siguiente tabla.

Tabla 3

Propiedades de las células cancerosas	
Aumentado y autónomo proliferación celular	la hiperproliferación sin control de células cancerosas
Insuficiente apoptosis.	La apoptosis o "suicidio celular", es el mecanismo mediante el cual las células viejas o dañadas normalmente se autodestruyen. Este mecanismo esta interrumpido en el cáncer
Diferenciación celular alterada	Hay canceres que también pueden expresar proteínas que en condiciones normales no son expresadas como el antígeno carcino-embrionario como en el cáncer de colon o la alfa feto proteína en el cáncer de hígado
Metabolismo alterado	Las células malignas requieren muchos recursos energéticos y nutrientes para su crecimiento exagerado. Las células

	cancerígenas tienen un aumento exagerado de la síntesis de DNA necesario para dividirse, una exagerada demanda de lípidos a partir de ácidos grasos y proteínas para la formación de nuevas células cancerosas.
Inestabilidad genética	Todo tipo de malformación en los cromosomas como deleción, translocación o duplicación es un hecho frecuente en las células cancerosas
Inmortalización	Las células cancerosas puede ser inmortales, o sea que puede alcanzar un número infinito de divisiones celulares.
Invasión de otros tejidos circundantes	Unas características de los tumores malignos usualmente invaden estructuras adyacentes.
Metástasis en ganglios linfáticos locales y órganos distantes	Los nutrientes y el suplemento de oxigeno de los vasos sanguíneos existentes son insuficientes para el crecimiento tumoral. De tal manera, que los canceres inducen la neoangiogenesis, que es el crecimiento de nuevos vasos sanguíneos. Durante la metástasis, las células cancerosas se desprende del tumor primario (pierden la inhibición y polarización por contacto) y migran por los vasos sanguíneos o linfa a los distantes órganos para formar nuevos tumores.

5 Factores de riesgo relacionados con el cáncer

Cualquier cosa que aumente la probabilidad de contraer una enfermedad se llama factor de riesgo. Tener un factor de riesgo no significa que se va a contraer cáncer; no tener factores de riesgo no significa que no se va a contraer cáncer. Las personas que piensan que pueden estar en riesgo deben consultar esto con su médico. Los factores de riesgo que se han relacionado con el cáncer son: factores endógenos, exógenos y los agentes cancerígenos.

5.1 Factores endógenos

Especie: Las variaciones en la frecuencia de presentación de diferentes canceres son propios de cada especie. Se estima que el 20% de los humanos, de las gallinas y de los ratones de laboratorio presentarán cáncer en algún momento de su vida, mientras que en cerdos, bovinos, ovinos y caprinos este porcentaje no supera el 0,5%. La frecuencia de neoplasias de glándula mamaria en la perra y la gata es muy alta si se compara con otras especies domésticas.

Sexo: El ser mujer es el factor de riesgo más importante. Las mujeres tienen una glándula mamaria más desarrollada que los hombres, pero lo importante es que las células de esta glándula están sometidas al estímulo constante de los factores de crecimientos hormonales, los estrógenos y la progesterona. Los hombres pueden tener cáncer de mama pero la incidencia es muy baja: 100 veces menor que en la mujer. Más frecuente en las mujeres es el cáncer de tiroides y de la vesícula biliar que en el varón.

Edad: En los niños son más frecuentes ciertos tipos de leucemias y tumores del sistema nervioso. En jóvenes el linfoma de Hodgkin y el osteosarcoma. En ancianos los carcinomas y la leucemia linfática crónica. El riesgo de padecer cáncer aumenta con la edad. Alrededor del 18% de los cánceres de mama se diagnostican en la década de los 40 y el 77% por encima de los 50 años. Por encima de los 75 años el riesgo disminuye.

Raza: Las mujeres de raza blanca son las que tienen un riesgo más elevado de padecer cáncer de mama. Las asiáticas y africanas son las que tienen menor riesgo. Las razones verdaderas son desconocidas todavía. Hasta ahora se considera que la relación con el estilo de vida es la razón más importante. El cáncer de la próstata es más común en los hombres de raza negra que en los de raza blanca (aún no se sabe la razón). Una alimentación con alto contenido de grasas puede influir en el origen del cáncer de la próstata.

Factores inmunológicos: Las personas que por una disminución en la función del sistema inmune son más propensas a padecer algunos tipos de cáncer. Este grupo incluye a personas que:

- Han tenido trasplantes de órganos y toman medicamentos para suprimir su sistema inmunológico a fin de detener el rechazo de órganos. Estos pacientes son propensos a desarrollar linfomas.

- Padecen el VIH o SIDA. En estos pacientes es frecuente observar el sarcoma de Kaposi y otros canceres.

- Nacen con síndromes médicos poco frecuentes que afectan su inmunidad.

Herencia: Se hereda la tendencia a que se desarrolle el tumor en numerosas neoplasias como retinoblastoma, tumor de Wilms, cáncer mamario, neurofibromatosis, poliposis colónica familiar, etc. Estudios recientes muestran que alrededor del 5 al 10% de los cánceres de mama son hereditarios como resultado de una alteración en los genes (mutaciones). Los más conocidos son: BRCA 1 y BRCA 2. Las mujeres que tienen mutaciones en estos genes tienen un 80% de posibilidades de desarrollar cáncer de mama durante su vida, además a una edad más joven. Las mujeres con cáncer en una mama tienen un riesgo elevado de padecer esta enfermedad en la otra mama: de 3 a 4 veces superior.

Alteraciones cromosómicas: Anomalías cromosómicas sin tendencia hereditaria que en el enfermo implican mayor susceptibilidad a desarrollar una neoplasia. Ejemplo: en el Síndrome de Down (trisomía 21) hay un riesgo 15 veces mayor de leucemia aguda linfoblástica y mieloblástica.

5.2 Factores exógenos

Factores ambientales: La exposición a las radiaciones ionizantes está relacionada con una mayor incidencia de cáncer de mama, especialmente si ocurre antes de los 40 años de edad. La edad de mayor susceptibilidad a las radiaciones ionizantes, en cuanto a la relación con el riesgo de cáncer de mama, es entre los 10 y 14 años.

Las radiaciones ionizantes más dañinas son por:

- Accidentes nucleares.

- Tratamientos con radioterapia en el área de la mama.

Hormonas: La administración de tratamiento hormonal sustitutivo para tratar los síntomas de la menopausia está claramente desaconsejada. Se ha demostrado un aumento del riesgo de cáncer de mama, estimado en 3 casos adicionales al año por cada 1.000 mujeres, o un incremento individual del riesgo del 0,3%.Este aumento del riesgo de desarrollar cáncer de mama se relaciona más con la terapia hormonal sustitutiva que combina estrógenos y progestágenos y cuando este tratamiento es de larga duración (más de 15 años). El riego puede aumentar hasta un 83%.Por tanto, en la actualidad, se recomienda evitar el uso de tratamiento hormonal sustitutivo para combatir los síntomas de la menopausia. Solamente en las mujeres sin antecedentes de cáncer de mama y con síntomas menopáusicos severos se puede valorar la realización de un tratamiento hormonal sustitutivo a dosis bajas y durante el menor tiempo posible.

Agentes cancerígenos: De los 7 millones de compuestos químicos conocidos, en unos 2 mil se ha descrito algún tipo de actividad carcinogénica. Además, independiente de su composición, la capacidad de una sustancia para producir cáncer depende de la dosis recibida y del tiempo de exposición a ésta. El amianto, arsénico, benceno, cadmio, mercurio, níquel, plomo, hidrocarburos clorados y naftilamina entre otros (Tabla 4) son algunos de los agentes con actividad carcinogénica más usuales.

El alquitrán de hulla y sus derivados se considera altamente cancerígeno. Sus vapores en algunas industrias (refinerías) se asocian con la elevada incidencia de cáncer del pulmón entre los trabajadores. Hoy en día se sabe que el benzopireno, sustancia química presente en el carbón, provoca cáncer de la piel en personas cuyos trabajos tienen relación con la combustión del carbón.

El arsénico se asocia con cáncer del pulmón, pues los trabajadores de minas de cobre y cobalto, fundiciones y fábricas de insecticidas presentan una incidencia de este tipo de cáncer mayor de lo normal. En los trabajadores de las industrias relacionadas con el asbesto, la incidencia es de hasta 10 veces más que lo normal.

Una sustancia producida por el hongo Aspergillus flavus, llamada aflatoxina, y que contamina alimentos mal conservados, ocasiona cáncer de hígado en algunos animales. Se ha encontrado que en países donde la contaminación de alimentos por mohos es frecuente, la incidencia de cáncer del hígado y estómago es alta.

El cigarrillo es el más importante agente cancerígeno de la vida cotidiana. Se ha determinado que la muerte por cáncer del pulmón es 6 veces mayor entre fumadores que entre no fumadores. El cigarrillo es muy dañino debido a las sustancias que contiene; nicotina, ácidos y óxidos de carbono y alquitrán. Además, puede producir otros cánceres como de boca, laringe, esófago y vejiga. El riesgo de padecer un cáncer producto del consumo de cigarrillos permanece en general por lo menos hasta 10 años después de suspendido el consumo, y en algunos casos este riesgo se mantiene de por vida.

El 90% de las muertes por cáncer de pulmón se deben a este hábito. Así mismo, los fumadores pasivos también tienen mayor riesgo de presentar tumores que la población general. El alcohol también es considerado un agente carcinógeno. Los bebedores excesivos tienen un mayor riesgo de padecer cáncer de boca, esófago, laringe e hígado. En la siguiente tabla están detallados tipos y ejemplos de los agentes o carcinógenos que están demostrados que pueden desarrollar un cáncer.

Tabla 4

Tipos de Agentes carcinógenos	Ejemplos
Carcinógenos químicos	Níquel, cadmio, amianto, arsénico, mercurio, plomo, nitrosaminas, tricloroetileno, arylaminas, benzopirenos, aflatoxinas, especies reactivas del oxigeno
Carcinógenos físicos	Radiación ultravioleta (especialmente la UVB), radiación ionizante
Carcinógenos biológicos	Virus del papiloma humano, del Epstein Bar, de la Hepatitis B y C, helicobacter pylori y el schistosoma mansoni.
Procesos endógenos	Oxidación por especies reactivas del oxígeno, reducción con antioxidantes, reacción con radicales libres e inhibición en la reparación de la oxidación del ADN, inflación crónica.

Pacientes que han superado un cáncer, son susceptibles de tener un segundo cáncer. El porcentaje de tener un segundo cáncer es un 8%. La causa probable de este factor de riesgo de un segundo cáncer es debida a los daños genéticos sufridos en las células después de los tratamientos de quimio y radioterapia.

6 Factores de riesgo cuya relación con el desarrollo del cáncer no está confirmada

No existen actualmente datos totalmente concluyentes respecto a la relación con la incidencia de cáncer de mama de diversos aspectos de la vida diaria con la polución ambiental, hábito de fumar, ingesta de algunos productos como café, fitoestrógenos o antiinflamatorios, utilización de desodorantes antitranspirantes o colocación de implantes mamarios.

Cafeína: Ningún estudio ha demostrado una relación clara entre su ingesta y el riego de cáncer de mama.

Polución ambiental: Tampoco hay estudios concluyentes sobre este tema.

Desodorantes antitranspirantes: Hasta la fecha no hay ninguna investigación científica ha demostrado que el cáncer de mama este relacionado con el uso diario de desodorantes antritranspirantes.

Implantes en las mamas: No hay evidencia de que exista un incremento del riesgo de padecer cáncer de mama. Pero sí hay que tener en cuenta que los implantes mamarios hacen muy difícil estudiar el tejido mamario en una mamografía.

Tratamiento de la infertilidad: No se ha demostrado ningún efecto en el riesgo de desarrollar cáncer de mama. Estudios muy recientes y amplios lo han confirmado.

Ingesta prolongada de antiinflamatorios: No se ha observado ninguna relación de riesgo entre la ingesta de antiinflamatorios y el desarrollo de un cáncer. Al contrario parece que estos juegan un papel protector contra el cáncer de colon.

Fitoestrógenos: En los países Orientales, como China o Japón la incidencia de cáncer de mama es la más baja. Esto se atribuye a la alta ingesta de soja, desde la infancia, que contiene estrógenos débiles. Sin embargo no hay estudios concluyentes sobre el probable efecto protector de estas sustancias. No hay ninguna evidencia de que el consumo de soja o productos derivados de la misma aumente la incidencia o el riesgo de cáncer de mama.

Pastillas (píldoras) anticonceptivas: Varios estudios sugieren que el uso de pastillas anticonceptivas ligeramente incrementa el riesgo de cáncer de mama especialmente entre las mujeres jóvenes. Sin embargo, el riesgo desaparece después de 10 años o más de descontinuación de su uso. Las nuevas píldoras anticonceptivas podrían presentar un riesgo menor que las formulaciones anteriores.

Golpes en las mamas: No se conoce ninguna relación entre la presencia de un traumatismo sobre una mama y el posterior desarrollo de cáncer de mama. Un fuerte golpe puede producir un hematoma que posteriormente se reabsorba pero que deje una zona de tejido de cicatrización. Es posible que en las mamografías se pueda observar esta lesión en el futuro y que pueda dar lugar a dudas sobre su naturaleza.

Aros en los sujetadores: No está demostrada ninguna relación entre el uso de sujetadores con aros y cáncer de mama.

Mamografías repetidas: Para realizar una mamografía se usan cantidades pequeñas de rayos X. De tal manera que el riesgo que las mamografías causen algún daño es muy bajo o nulo. En general, los beneficios de hacerse una mamografía con regularidad son superiores que los riesgos.

Depilación de las axilas (de cualquier tipo, principalmente laser): No hay ninguna evidencia de que pueda existir alguna relación entre la depilación y el cáncer de mama.

Mamas de diferente tamaño: No hay ninguna evidencia de que pueda existir alguna relación. El tener una mama ligeramente más grande que otra es frecuente en las mujeres.

Tamaño del pecho: No hay ninguna evidencia de que pueda existir alguna relación entre el tamaño del pecho y desarrollar un cáncer de mama.

Telefonía móvil: No hay ninguna evidencia de que pueda existir alguna relación.

7 Que es la prevención?

La prevención se define como el conjunto de acciones dirigidas a evitar que las enfermedades aparezcan o que recurran. De hecho se ha demostrado que algunos tipos de canceres se pueden evitar que se desarrollen y/o atajarlos en sus etapas tempranas de su desarrollo.

Gran parte del sufrimiento y muerte por cáncer podrían evitarse mediante esfuerzos más sistemáticos para reducir el consumo de tabaco, mejorar la dieta y la actividad física, reducir la obesidad y ampliar el uso de las pruebas de cribado ("screening"). La Asociación Americana del Cáncer (ACS) estima que alrededor de 170.000 muertes por cáncer son causados solo por el tabaco.

8 Datos sobre las tasas de incidencia del cáncer

El cáncer es la principal causa de muerte a escala mundial y es un problema de salud de primer orden. En los adultos es la segunda causa de muerte a nivel global seguido de las enfermedades cardiovasculares y es la segunda en los niños después de las muertes por accidentes. Se le atribuyen 7,6 millones de defunciones (aproximadamente el 13% del total) en todo el mundo. Más del 70% de las defunciones por cáncer se registraron en países de ingresos bajos y medianos. Se prevé que el número de defunciones por cáncer siga aumentando en todo el mundo y supere los 13,1 millones en 2030 debido principalmente al envejecimiento de la población.

Los principales tipos de cáncer más frecuentes y que causan la mayoría de las defunciones en el mundo son los siguientes:

- pulmonar (1,37 millones de defunciones);
- gástrico (736 000 defunciones);
- hepático (695 000 defunciones);
- colon (608 000) defunciones);
- mamario (458 000 defunciones);
- cérvix (275 000 defunciones).

9 Canceres más frecuentes según el sexo y edad

Los tipos de cáncer más frecuentes son diferentes en el hombre y en la mujer. En ambos sexos cáncer de mama, próstata, colon y de pulmón son los más frecuentes.

El cáncer de mama es la forma más común de cáncer en la mujer y es el causante de un 17% de las muertes por cáncer en este género. Le siguen en incidencia el cáncer de colon, de pulmón, uterino, de ovario y el linfoma no-Hodgkin. Hay que anotar aquí que la incidencia de cáncer de colon en la mujer es menor que en el varón.

El cáncer de próstata es el cáncer más frecuente en el hombre sin embargo el cáncer de pulmón es la causa líder de muertes del cáncer. Le siguen en incidencia el cáncer de pulmón, colon, vejiga urinaria, linfoma no-Hodgkin y melanoma. En niños y adolescente la incidencia de cáncer ha ido aumentando desde muchos años atrás. Las leucemias, especialmente la de tipo linfoide, los tumores malignos del cerebro y del sistema nervioso central, los linfomas, sarcomas de tejido blando y tumores de hueso (especialmente el sarcoma óseo) son las principales canceres que se desarrollan en los niños y adolescentes.

10 Importancia de hacer una prevención en el cáncer

La mayoría de los canceres causados por el abuso del tabaco y alcohol se pueden prevenir completamente. Muchos de los canceres causados por factores externos, como organismos infecciosos, también se pueden evitar. Una gran proporción de canceres de colon pueden no desarrollarse evitando los factores de riesgo tales como la inactividad física, la obesidad y el consumo de las carnes rojas y procesadas, así como mediante la detección temprana y la extirpación de lesiones cancerosas. La mayoría de los canceres del cuello uterino (cérvix) se pueden prevenir vacunándose contra el virus del papiloma humano y también mediante la detección temprana y la eliminación de las anomalías del cuello uterino.

Hay que tener en cuenta que aproximadamente un 30% de las muertes por cáncer son debidas a cinco factores de riesgo conductuales y dietéticos: índice de masa corporal elevado, ingesta reducida de frutas y verduras, falta de actividad física, consumo de tabaco y consumo de alcohol. El consumo de tabaco es el factor de riesgo más importante, y es la causa del 22% de las muertes mundiales por cáncer en general, y del 71% de las muertes mundiales por cáncer de pulmón. Los cánceres causados por infecciones víricas, tales como las infecciones por virus de las hepatitis B (VHB) y C (VHC) o por papiloma virus humano (PVH), son responsables de hasta un 20% de las muertes por cáncer en los países de ingresos bajos y medios. Como ya fue descrito arriba el cáncer es hoy por hoy una de las causas principales de muerte en el hombre.

El cáncer en sus inicios, cuando es potencialmente curable, no da síntomas y va creciendo en el cuerpo humano en silencio. Esta es una característica del cáncer que lo hace una enfermedad terriblemente peligrosa y mortal. Más aun cuando el tumor maligno esta lo bastante desarrollado e incluso se ha diseminado a otros órganos puede aun no presentar los síntomas. Un criterio medico básico es que si el tumor es atajado en etapas de temprana de desarrollo este no llegara a diseminarse, las probabilidades de curación aumentan y se evitan los tratamientos agresivos oncológicos con la quimioterapia y radioterapia. Esto trae como consecuencia una reducción de costos para el paciente y para los sistemas de salud en todos los países.

Recuerde que el cáncer se desarrolla en varios años y no es mortal a menos que alcance fases avanzadas.

11 Prevención primaria

Podemos decir que hay 2 tipos de prevención aplicables al cáncer: la prevención primaria y la secundaria. La prevención primaria tiene como objetivo la reducción en la incidencia del cáncer impidiendo o limitando la exposición de los individuos a los factores de riesgo, o induciendo un aumento de la resistencia a ellos. Este objetivo se logra principalmente con las estrategias educativas de modificación de hábitos de riesgo.

El objetivo de la prevención primaria, desde el punto de vista epidemiológico, no es otro que reducir la incidencia del cáncer. Esto significa nada más y nada menos que reducir el número de nuevos casos, evitando o al menos reduciendo el impacto de los agentes carcinogénicos. De tal forma, los factores ambientales y también los hábitos de vida, por ejemplo el uso del tabaco o factores relacionados con la dieta, son el objetivo de las estrategias de la prevención primaria. En este grupo está una novedosa estrategia que ha cobrado mucho interés durante los últimos años. Es la tal llamada quimio prevención.

11.1 Importancia del cese del hábito de fumar

Desde el ano de 1912 se sabe que el tabaco esta relacionado al cáncer del pulmón con una evidencia epidemiológica solida desde los años 50. El uso de las advertencias en los paquetes de cigarrillos se data desde 1965 y la prohibición de las propagandas sobre el cigarrillo desde 1970. Esas acciones y acompañadas de campanas de salud publica han ido piernitendidas a una constante reducción de fumadores hasta la mitad desde 1950 en USA. Toma tiempo que los efecto dañinos de miles de carcinógenos químicos del tabaco se disipen y no fue hasta 1990 que la incidencia d cáncer de pulmón en el varón comenzó a disminuir. A nivel mundial, el consumo de tabaco causa más de 5 millones de muertes al año, y las tendencias actuales muestran que el consumo de tabaco causará más de 8 millones de muertes al año en 2030.

Aproximadamente un 20% de la población en USA está compuesto por fumadores. De estos los indios americanos o los nativos de Alaska son los más frecuentes fumadores (23%) y los menos fumadores son los asiáticos. La educación juegan un papel y la población con educación universitaria (6%) es menos fumadora que la población con estudios básicos (25%). Fumar causa cáncer, enfermedades del corazón, derrame cerebral y enfermedades pulmonares (incluyendo el enfisema, la bronquitis y la obstrucción de las vías respiratorias crónicas).

El cese del hábito tabáquico podría reducir en un altísimo porcentaje la mortalidad por cáncer de pulmón, pero también de tumores de garganta, boca y vejiga, especialmente. El tabaco está presente entre los hábitos de más del 90% de las personas con cáncer de pulmón, y para este cáncer la prevención seria la principal intervención. A los 10 años del cese del hábito se observan reducciones en el riesgo de entre el 30 y el 50%.

El fumar es una adicción. Es más fácil para los fumadores ligeros, los que son menos adictos, a dejar el hábito. Los expertos creen que los fumadores severos generalmente necesitan un intenso programa de desintoxicación que incluye consejería, estrategias de conducta y terapia con medicamentos así como sustitución de nicotina y antidepresivos (bupropion).

Mucha de la información de dominio público está centrada en los riesgos de fumar. Los fumadores de cigarros, los cuales no inhalan el humo del tabaco, tienen los mismos riegos de salud asociados con el cigarrillo, especialmente los riesgos para desarrollar cánceres en la boca o garganta. Los masticadores de tabaco, debido al directo contacto de los carcinógenos con las mucosas de los labios y boca, tienen riesgos de que desarrollen cáncer a ese nivel. El cáncer de esófago esta ligado a los carcinógenos del tabaco que se disuelven en la saliva, son deglutidos y luego entran en contacto con el esófago iniciando el desarrollo de un cáncer en ese órgano.

En USA se han establecido diferentes programas para el control del tabaco. Los principales objetivos de las campanas van dirigidos hacia:

- Prevención de iniciación del uso del tabaco en gente joven
- Promocionar la necesidad de abandonar el hábito del tabaco entre los jóvenes y adultos
- Eliminar la exposición de los no fumadores de los fumadores
- Identificar y eliminar las desproporciones en el uso del tabaco y sus efectos entre diferentes grupos poblacionales

La exposición pasiva al humo de tabaco es también un factor de riesgo para el cáncer de pulmón. La exposición pasiva al humo de tabaco es el humo que proviene de un cigarrillo encendido o de otro producto de tabaco o que es exhalado por fumadores. Las personas que inhalan el humo de tabaco en el ambiente están expuestas a los mismos agentes que producen cáncer que los fumadores, si bien en cantidades menores. La inhalación del humo de tabaco en el ambiente se llama tabaquismo involuntario o pasivo. Estudios recientes demuestran que en una hora una persona puede llegar a inhalar una cantidad equivalente a 2 o 3 cigarrillos. Pero el riesgo mayor lo tienen los jóvenes que pueden pasar muchas horas encerrados en lugares donde se fuma en exceso, ya que quien se encierra en un lugar con mucho humo, como puede ser un bar, centro nocturno o en una fiesta, equivale a fumar una cajetilla completa. El fumador pasivo tiene un 20 a 30 por ciento más de riesgo de padecer cáncer de pulmón. De ahí las razones de las autoridades de salud de ir restringiendo los fumadores de los lugares públicos.

11.2 Importancia en el cambio en los hábitos alimentarios para ayuda a prevenir el cáncer

Las tasas de canceres de mama, colon, endometrio y próstata son más altos en los países del Oeste que del Este. Inmigrantes de países del Este y sus descendientes que adquieren un hábito alimentario presentan un riesgo mayor de sufrir cáncer después de un tiempo de haberse radicado en USA. Esas observaciones son las bases para creer que una modificación de la dieta puede, por si sola, de reducir la incidencia de estos tumores. Dietas pobres en grasas, que usualmente son bajas en carnes rojas y altas en frutas y vegetales, traen una protección a través de las sustancias protectoras contra el cáncer (anticarcinógenos) encontrados en los vegetales, frutas, nueces y granos. Los anticarcinógenos encontrados en este tipo de dietas son fenoles, componentes con azufre, y flavonas.

Los beneficios la prevención del cáncer con las dietas son teóricos y aun no confirmados científicamente. Los últimos resultados en estudios clínicos indican que no hay beneficio de las dietas ricas en fibras o que dieta baja en grasa puedan prevenir el cáncer de colon y mama respectivamente. Tampoco hay evidencia que las vitaminas, minerales y suplementos nutricionales en grandes cantidades mayores a los dados en una correcta dieta tengan algún efecto protector.

Dado que la obesidad también aumenta el riesgo de sufrir diabetes, hipertensión, enfermedades cardiacas, y de fallecer prematuramente se considera que mantener un peso saludable y aumentar la actividad física es una estrategia importante para reducir el riesgo de muchas enfermedades crónicas y de hecho a pesar no haber bases sustentables se recomienda también como medida para prevenir el cáncer

11.2.1 Cambios alimenticios recomendados

En primer lugar se debe aprender a consumir alimentos y bebidas en las cantidades adecuadas que ayuden a alcanzar y mantener un peso saludable. Para esto usted debe hacerse más familiar con los tamaños estándar de las porciones alimenticias y leer las especificaciones de los productos alimenticios para conocer las veces que se pueden servir.

Coma solo pequeñas porciones de comida altamente calórica. Sea cuidadoso con los productos bajos en grasas o no grasos porque no significan bajo de calorías.

Sustituya las comidas calóricas como hamburguesas, pizza, helados y bebidas azucaradas por vegetales, frutas y otras comidas baja en calorías. Coma 5 o más pequeñas porciones de vegetales y frutas cada día.

Escoja los alimentos a base de granos como el arroz, pan negro, pasta y cereales. No consuma los cereales o granos acaramelados.

Escoja el pescado o las aves o los frejoles en vez de las carnes rojas como el cerdo y vaca. Cuando seleccione carnes rojas, coma en pequeñas porciones. Cuando salga a comer afuera de casa, escoja comida en baja calorías, grasas y azúcar. Evite las grandes porciones.

11.3 Cuidados en el peso y actividad física para prevenir el cáncer

Una mayor y reciente preocupación en salud pública se ha centrado en las proporciones epidémicas de la obesidad en USA. Una obesidad como producto de exceso de dieta y/o baja actividad física incrementa el riesgo de cáncer a través de un número de mecanismos hormonales en el cáncer de mama, endometrio y próstata. El incremento de reflujos esofágicos en la obesidad afecta la aparición de las metaplasia de Barret (entidad pre-maligna) y de los canceres de esófago. El adenocarcinoma esofágico, los cánceres de colon y recto, de riñón, de páncreas, de endometrio y el cáncer de mama en las mujeres posmenopáusicas se han asociado al sobrepeso y a la obesidad. Estas nuevas informaciones nos ponen al día sobre el progreso en la lucha contra el cáncer al identificar poblaciones con conductas que no son saludables y altas tasas de cáncer que se pueden reducir mediante estrategias para salvar vidas e intervenciones para mejorar los estilos de vida y apoyar los entornos saludables.

En los Estados Unidos, 2 de cada 3 adultos tienen sobrepeso o son obesos y menos de la mitad realizan suficiente actividad física. En los niños y jóvenes, 1 de cada 3 tiene sobrepeso o es obeso, y menos de 1 de cada 4 estudiantes de escuela secundaria superior cumplen con los niveles recomendados de actividad física. La obesidad y la inactividad física son problemas críticos que enfrentan todos los gobiernos. En las personas que no fuman, el exceso de peso y la falta de actividad física adecuada pueden estar entre los factores de riesgo de cáncer más importantes.

11.3.1 Recomendaciones para mantener el peso

Lo ideal es que Usted adopte un estilo de vida activo. Para adultos es recomendado de al menos 30 minutos diarios de una actividad física moderada (como caminar, bailar, jardinería, etc.) o vigorosa (trotar, correr, tenis, etc.) por arriba de la actividad física usual en 5 o mas días de la semana. Una actividad física de 45 hasta 60 minutos es lo preferible. Para niños y adolescentes es recomendado al menos 60 minutos al día de una actividad física moderada o vigorosa al menos 5 días a la semana.

11.4 Cuidados del sol se deben tomar para evitar el cáncer

Estudios epidemiológicos han demostrado la correlación entre la exposición acumulada de radiación ultravioleta (UV) y el riesgo de sufrir cáncer de piel. Una historia de severa exposición a los baños de sol, especialmente durante la infancia y adolescencia, esta asociada con el riesgo a sufrir melanoma en la edad adulta. Existe demostrada evidencia que los rayos UV de las lámparas solares o de las lámparas bronceadores son carcinógenos.

El uso de la radiación artificial de radiación UV aumentan los riesgos de sufrir cáncer de piel, especialmente el carcinoma de células basales, el carcinoma de células escamosas y el melanoma maligno especialmente con el uso de las lámparas bronceadoras antes de los 35 años de edad. Dentro de este grupo de canceres de piel, el melanoma es el mas agresivo y mortal. Aproximadamente 30 millones de americanos visitan los salones de bronceado una vez al ano. Las mujeres y jóvenes son los más frecuentes usuarios.

La industria cosmética del bronceado a base de rayos UVA ha respondido a los avisos de los riesgos del uso del bronceado artificial promoviendo campanas que su uso es saludable. La industria del bronceado promueve campanas como el "bronceado seguro" y sus positivos efectos en la producción de la vitamina D. Sin embargo las más modernas lámparas de bronceados que emiten principalmente rayos UV son ineficientes para la síntesis de la vitamina D.

La FDA ha restringido el uso de estos baños solares artificiales a los menores de 18 años, sin embargo siguen siendo los jóvenes los que más visitan estos centros cosméticos. En la actualidad se esta pidiendo a los clientes que visitan estos centros de bronceado que firmen un informe consentido. En dicho documento se explica los riesgos de este tipo de tratamiento cosmético así como los danos en los ojos.

11.4.1 Medidas para evitar un cáncer de piel

- Evitar el sol entre las 10 a.m. hasta las 4 p.m.

- Vestir ropa que evite las exposición a los rayos solares

- Aplicación de cremas protectoras solares igual o mayores de 15 SPF (sun protective factor). Un protector con SPF 15 puede absorber más del 92 por ciento de la radiación ultravioleta.

Evitar aplicaciones de luz ultravioleta artificial por medio de las lámparas solares o las lámparas bronceadoras.

11.5 Factores ocupacionales y del ambiente para prevenir tener un cáncer

Desde hace varios siglos se conoce que ciertas ocupaciones incrementan el riego a sufrir cáncer. En el siglo 18 el Dr. Percival Pott público, cirujano ingles, fue el primero en demostrar la relación entre el cáncer y un carcinógeno ocupacional. Dr. Pott demostró que los limpiadores de chimeneas eran más propensos a sufrir cáncer escamoso de escroto que el resto de la población debido a su contacto con el hollín. Uno de los mas recientes e importantes carcinógenos ocupacionales reconocido como tal es el asbesto el cual es mas prominente entre los trabajadores de la construcción, fontaneros and trabajadores en los astilleros. El asbesto ha sido muy ligado la incidencia de mesotelioma, cáncer de pulmón y posiblemente enfermedades malignas del tubo digestivo.

Entre otros tipos de carcinógenos ocupacionales tenemos la inhalación del radón que ocurre en los mineros de uranio el cual incrementa el riesgo al cáncer de pulmón. Varios otros químicos orgánicos y aromáticos están ligados al riesgo de sufrir leucemia y canceres del tracto urinario.

11.6 Prevención del cáncer inducido por las enfermedades infecciosas

La infección por el virus del papiloma humano (HPV) está directamente implicada en la etiología del carcinoma de cérvix, por lo que los medios destinados a evitarla son eficaces en la prevención de este tumor. Así, los métodos anticonceptivos de barrera disminuyen el riesgo de neoplasia cervical por la disminución de la exposición a HPV. El HPV fue descubrirte en 1907, pero no fue ligado al cáncer del cérvix hasta 1976. La vacuna para prevenir la infección del HPV fue aprobada en 2000. El virus de la hepatitis B fue descubierto en 1967 y fue ligado al cáncer del hígado en 1974. En 1984 fue demostrado que tanto la hepatitis B y el cáncer de hígado podían ser prevenidos por la vacunación contra el virus de la hepatitis B. Desde entonces, en algunos países del mundo, la vacunación a recién nacidos contra el virus de la hepatitis B se ha hecho una rutina. Es estimado que el 20% de todos los canceres son causados por los virus. El desarrollo de este campo de investigación médica es prometedor.

11.7 Consejos importantes para evitar o reducir los factores de riesgos del cáncer

- Manténgase alejado del tabaco
- Mantenga su peso saludable
- Póngase en movimiento con una actividad física regular
- Coma sano y abundante en frutas y verduras
- Limite la cantidad de alcohol que consume
- Proteja su piel
- Conozca los antecedentes de cáncer en su familia
- Hágase los chequeos regulares y pruebas de detección del cáncer (cribado)

12 Quimio prevención

La utilización de sustancias químicas, de origen natural o artificial, para impedir el desarrollo de un cáncer se basa en la capacidad de algunas moléculas de bloquear las fases de iniciación de éste o de competir con sustancias estimuladoras de la proliferación de las células neoplásicas. Aunque es una vía atractiva, y metodológicamente sólida, para contribuir en la reducción del problema del cáncer, la comprobación de su efecto beneficioso en población general es compleja, pues se requieren estudios de gran tamaño, con largos periodos de seguimiento, especialmente considerando que los hallazgos de laboratorio no siempre son reproducibles en ensayos humanos. Sin embargo hoy por hoy sabemos que los antiestrógenos (tamoxifeno y raloxifeno) pueden prevenir el cáncer de mama, finasteride puede prevenir el cáncer de próstata, la aspirina puede prevenir el cáncer de colon. Los retinoides podrían inhibir el cáncer de la laringe y el selenio esta en estudio para la prevención del cáncer de próstata. A pesar de esta valiosa información obtenida en estudios clínicos de muy largo plazo, este tipo de quimio prevención no ha tenida mucha acogida por el hecho de una larga exposición de potencialmente toxico medicamentos en personas normales.

Dentro de estas sustancias los suplementos vitamínicos se han propuesto para la quimio prevención de un gran número de tumores. Para la US Preventive Services Task Force (USPSTF) no hay suficiente evidencia de que suplementos vitamínicos (Vitaminas A, C o E) reduzcan el riesgo de cáncer, pues muchos estudios no han sido adecuadamente diseñados y en otros los hallazgos han sido contradictorios. Actualmente, no es posible decidir cuál es el balance entre beneficio y potenciales inconvenientes del uso rutinario de suplementos de vitaminas A, C, E, complejos multivitamínicos o ácido fólico, o combinaciones de antioxidantes. Resultados mas recientes muestran que los beta-carotenos se asocian a una reducción de este riesgo de cáncer de colon en pacientes que nunca han fumado ni consumido alcohol, mientras que confieren un incremento de este entre los fumadores o aquellos que consumen alcohol.

12.1 Quimio prevención del cáncer de mama

Si bien se han llevado a cabo estudios de quimio prevención con retinoides, son los estudios con tamoxifeno los que han representado un gran avance en esta patología. Existen varios estudios que demuestran la eficacia del tamoxifeno en la reducción de la incidencia del cáncer de mama, tanto invasivo como in situ. El estudio del NSABP encontró una disminución del 50% de las recidivas y de la aparición de cáncer contralateral en pacientes con carcinoma infiltrante. Este efecto beneficioso, sin embargo, se asocia a un incremento en la aparición de cáncer de endometrio y de fenómenos trombo-embolicos (trombosis venosa profunda, embolismo pulmonar y accidentes cerebrovasculares). Por esto la USPSTF desestima su uso en población general, sin embargo recomienda sea valorado en común por los médicos con sus pacientes de alto riesgo. También existe evidencia de que el raloxifeno previene igualmente la aparición de cáncer de mama en mujeres de alto riesgo, aunque, como el tamoxifeno, se asocia a un mayor riesgo de fenómenos trombo-embólicos y tiene efectos secundarios sintomáticos ("bochornos"), aunque no se ha asociado a un incremento del riesgo de padecer cáncer de endometrio. En conclusión, el balance entre beneficios y daño terapéutico puede ser favorable en algunas mujeres de alto riesgo, por lo que en la elección han de considerarse la probabilidad de padecer efectos secundarios no deseados y las preferencias individuales.

12.2 Quimio prevención del cáncer de próstata

En este tumor, desde el conocimiento de los procesos que median su aparición, la posibilidad de reducir o evitar la aparición del cáncer es una hipótesis tremendamente atractiva. El bloqueo de los estímulos androgénicos sobre el epitelio prostático es una vía de acercamiento muy sólida. El estudio PCPT (Prostate Cancer Prevention Trial) es un ensayo con asignación aleatoria de gran tamaño, que pretende definir el papel que un inhibidor de la 5-alfareductasa, el finasteride, tiene en la prevención de este tumor al bloquear el efecto promotor de la dihidrotestosterona. Por su parte, los resultados positivos que la vitamina E (Alfa tocoferol, inhibidor de la proliferación y síntesis de DNA) demostró en la prevención del cáncer de próstata en el Alfa Tocoferol-Beta Carotene Cancer Prevention Study (ATBC). Otros estudios realizados demostraron que la vitamina E tiene un efecto protector contra el cáncer de próstata en pacientes fumadores y no en pacientes no fumadores.

Los pacientes con cáncer tienen sistemáticamente niveles séricos de selenio inferiores a los de grupos control sano. De hecho, en el estudio llevado a cabo por Clark para cáncer de piel, se observó, de forma accidental, una reducción de dos tercios en el riesgo de padecer cáncer de próstata entre los pacientes tratados con suplementos de selenio. Después de este estudio hubo otros que demostraron el efecto protector del selenio. No obstante, el grupo de médicos del hospital M.D Anderson realizaron un estudio multicentrico aleatorio y con un seguimiento con mas de 5 años.

Este estudio demostró tener ningún efecto protector del selenio sobre varios tipos de canceres. El estudio SELECT, que es el estudio mas grande que se ha hecho en prevención hasta ahora, se ha puesto en marcha y duraran 12 años. En este estudio esta diseñado para observar directamente los efectos del selenio y la vitamina E, tanto juntos como por separado, para prevenir el cáncer de próstata.

12.3 Quimio prevención del cáncer de colon

Los antinflamatorios no esteroideos (AINES, NSAID), incluyendo piroxicam, sulindac y aspirina, previenen la aparición de adenomas e inducen la regresión de los adenomas presentes en individuos con cáncer de colon o con poliposis familiar. La utilidad clínica de estas drogas viene dada por su capacidad de inhibir la actividad de la ciclooxigenasa (COX), capaz de transformar el ácido araquidónico en prostaglandinas. La isoenzima COX-2 es una importante mediadora de las respuestas ante stress y es mediadora del dolor y la inflamación. Inhibidores no selectivos de COX son la indometacina, el sulindac y el piroxicam, entre otros. Por su parte, entre los inhibidores selectivos de COX-2 se cuenta con el celecoxib.

La aspirina ha sido estudiada en relación con la prevención del cáncer de colon. Estudios previos han sugerido la aspirina puede proteger contra el cáncer de colon y otros. Recientemente fueron presentados los resultados de un estudio clínico multinacional acerca de los efectos preventivos de la aspirina en la que se incluyeron 861 personas con una predisposición genética conocida al cáncer de colon y seguidas durante un máximo de 10 años. Los participantes tenían síndrome de Lynch, una condición que representa alrededor del tres a cinco por ciento de los casos de cáncer de colon. Aproximadamente una de cada 1.000 personas tienen el síndrome. Los resultados del estudio indican que tomar aspirina puede prevenir el cáncer de colon en personas con antecedentes familiares de la enfermedad. Celecobix han sido por la FDA para prevenir las lesiones precancerosas en personas con una predisposición genética a sufrir cáncer del colon. El uso de la aspirina y oros COX inhibidores esta indicado en el síndrome de Linch y no para la población en general. Aun están por determinarse el verdadero beneficio versus los riesgos de estas medicaciones tomadas a largo plazos. No tenemos que olvidar que la aspirina y COX-inhibidores provocan gastritis y estas pueden ser peligrosas cuando se convierten en una gastritis hemorrágica. La ingesta d aspirina o Cox inhibidores no debe prevaler sobre otros métodos de cribado como la sangre oculta en heces, colonoscopia etc.

12.4 Quimio prevención del cáncer de pulmón

Las vitaminas A, E y beta-caroteno fueron elegidas por los estudios epidemiológicos han relacionado la ingesta dietética alta y altos niveles séricos de estos micronutrientes a un menor riesgo de cáncer, especialmente cáncer de pulmón. Se trata de compuestos antioxidantes que pueden impedir a los carcinógenos de dañar el ADN y otros sistemas celulares. Sin embargo, estudios como el ATBC (Alpha-Tocopherol Beta Carotene), que incluyó 29.133 fumadores crónicos o el estudio CARET (US Beta Carotene and Retinol Efficacy Trial), que incluyó 18.314 fumadores americanos con un seguimiento de varios años no demostraron ningún efecto en la incidencia ni en la mortalidad de la vitaminas A, E y beta caroteno en la prevención del cáncer de pulmón.

13 Prevención Secundaria

El diagnóstico en la fase pre-clínica detectable del cáncer, para su tratamiento precoz, tiene como objetivo, la reducción de la prevalencia del cáncer. Es decir, a diferencia de la prevención primaria no se trata de evitar que aparezcan casos nuevos, sino de adelantar el diagnóstico para detectar el cáncer en etapas tempranas con la idea de que será más probable la curación, reduciendo entonces el número de casos existentes. La prevención secundaria se basa principalmente en los programas de educación poblacional y los programas de cribado ("*screening*" en ingles) para el diagnóstico precoz del cáncer. Éstos implican el uso de pruebas fácilmente aplicables a nivel nacional, a mas de esto se deben considerar válidos, económicamente asequibles y aceptados por los profesionales sanitarios y por la población a la que se dirigen.

13.1 Programas de educación poblacional

Su función es transmitir a la población los conocimientos necesarios para reconocer síntomas o signos "de alarma" que deberán ser evaluados por un profesional médico. El reconocimiento precoz de estos síntomas, y la rápida respuesta del profesional, harán posible el correcto diagnóstico y tratamiento en etapas menos evolucionadas de la enfermedad, redundando en una mayor supervivencia y probablemente menor morbilidad terapéutica.

13.1.1 Síntomas que pueden sugerir que una persona tiene un cáncer

Los síntomas más frecuentes en el adulto son los cambios en los hábitos de la vejiga y de los intestinos, dolor de garganta que no cura, inusual sangrado y moretones, protuberancia o tumoración en la mama o en otra parte del cuerpo, indigestión o dificultad para tragar, cambios obvios en un lunar, tos persistente o ronquera. Los canceres infantiles como los de adulto son difíciles de identificar. Los padres deben asegurarse de que sus hijos se sometan con regularidad a reconocimientos médicos y prestar atención a aquellos síntomas o señales poco comunes que persistan. Entredichos síntomas se puede citar las masas o inflamaciones inusuales, palidez y pérdida de energía inexplicable, tendencia súbita a los hematomas, cojera o dolor localizado persistente, fiebre o enfermedad prolongada inexplicable, dolores de cabeza frecuentes acompañados a menudo de vómitos, cambios repentinos en la vista, pérdida de peso rápida y excesiva.

13.2 Programas de diagnóstico precoz

Los aspectos relevantes en la definición de los programas de diagnóstico precoz incluyen las características de la enfermedad, las de las pruebas diagnósticas mediante las que pretende cribarse a la población y las del colectivo que se pretende incluir en éste. La prueba diagnóstica, finalmente, ha de tener elevada sensibilidad, y una especificidad que garantice un alto valor predictivo del resultado positivo. Además ha de ser reproducible, sencilla en su aplicación y, además de cómoda, ha de ser segura para el paciente.

El costo económico ha de ser asequible, tanto para los individuos, en sistemas de salud de financiación privada, como para los sistemas públicos de salud, que incluyen en estos programas a miles de ciudadanos. Demos un vistazo a los programas de cribado que se siguen y que han demostrado un resultados beneficioso en las tasa de mortalidad por cáncer.

11.3.1 Programa de diagnóstico precoz del cáncer de cérvix

Es el programa de detección precoz de más amplia extensión en el mundo. El cáncer de cérvix tiene una alta prevalencia con un curso subclínico largo (3-10 años) y un tratamiento curativo en etapas tempranas de la enfermedad.

Para el cribado de este cáncer se usa la citología vaginal, que es sencilla, barata, cómoda y sensible. El programa es de fácil realización, por los bajos costes y la alta adherencia de la población en riesgo. Se ha demostrado una importante reducción en la incidencia de cáncer invasivo (3-10 veces) y en la mortalidad por esta enfermedad, tanto mayor cuanto más intenso sea el seguimiento, entre las mujeres que se someten a pruebas de cribado.

Los cambios en los hábitos sexuales de la población, así como el reconocimiento del papel del HPV en la génesis de este cáncer, han modificado nuestro concepto de este cáncer, que se concibe epidemiológicamente como una enfermedad de transmisión sexual. El test molecular de identificación de HPV no está recomendado para el cribado, pero se recomienda en aquellos casos en que la citología es anormal. Se propugna un inicio precoz del cribado, sobre los 18 años y no más tarde de los 21, y, en cualquier caso, cuando comiencen las relaciones sexuales. Debe realizarse anualmente, si bien en mujeres de más de 30 años con al menos 3 resultados negativos, puede espaciarse estableciendo periodos de 3 años.

Mujeres con exposición perinatal a dietilestilbestrol (DES) o con infección HIV o depresión del sistema inmune por trasplante de órganos, quimioterapia o tratamiento crónico con corticoides, deben tener intervalos más cortos, por su mayor riesgo de padecer la enfermedad En cuanto al límite superior, normalmente se excluyen del programa las mujeres de más de 65 años, con controles previos negativos o a los 70, siempre que cuenten con 3 o más citologías negativas y tras al menos 10 años de citologías normales según la ACS (American Cancer Society). El cribado no está indicado en mujeres histerectomizadas por patología no tumoral, si bien las recomendaciones descritas se aplican en mujeres que sufrieran una histerectomía sin extirpación del cérvix.

El examen del cáncer del cérvix (prueba de Papanicolaou) debe comenzar a los 21 años. Las mujeres entre las edades 21 y 29 deben hacerse esta prueba cada 3 años. Ahora también existe una prueba llamada la prueba del VPH. Prueba del VPH no se debe utilizar en este grupo de edad a menos que se necesita después de un resultado anormal en la prueba de Papanicolaou. Las mujeres entre las edades de 30 y 65 años deben hacerse una prueba de Papanicolaou más una prueba de VPH (llamados "co-testing") cada 5 años. Este es el enfoque preferido, pero también es correcto tener una prueba de Papanicolaou cada 3 años. Las mujeres mayores de 65 años que han tenido las pruebas regulares del cáncer cervical con resultados normales, no necesitan continuar con las pruebas de Papanicolaou.

A las mujeres que se le han diagnosticado lesiones pre-malignas de cáncer de cérvix (displasia moderada/severa o cáncer in situ o también llamado CIN III) o que han sido curadas de un cáncer incipiente del cérvix, estas deben continuar con las pruebas de Papanicolaou por lo menos 20 años después de que el diagnóstico, incluso las pruebas debería continuar más allá de los 65 años.

A mujeres que se han extirpado sus útero (y también el cuello del útero), por razones no relacionadas con el cáncer de cuello uterino y que no tiene antecedentes de cáncer de cuello uterino o lesiones graves de pre-cáncer no requieren las pruebas regulares de Papanicolaou. Las pruebas de Papanicolaou son hechas por los ginecólogos o por los obstetras. Estos profesionales están muy familiar con el procedimiento de dicha prueba y cuando se realiza en pacientes vírgenes esta se hace sin afectar la virginidad.

13.2.2 Programa de diagnóstico precoz del cáncer de mama

Este es el tumor más frecuente entre las mujeres occidentales y su diagnóstico precoz no solo conlleva una mayor posibilidad de curación, sino que además evitaría la realización de una grave mutilación como la mastectomía. Algunos procedimientos potenciales de cribado, en concreto la autoexploración mamaria mensual y la exploración mamaria por un profesional, han dejado de ser recomendados casi unánimemente por su ineficacia en la reducción de la mortalidad y los inconvenientes asociados, en concreto la elevada frecuencia de resultados falsamente positivos, biopsias innecesarias y ansiedad en la paciente. La mamografía es el método de elección, capaz de detectar hasta un 85% de los tumores en fase pre-clínica, porcentaje que justifica por si solo la trascendencia de estos programas. La mamografía permite la detección de tumores no palpables en clínica. Hay, sin embargo, discusión sobre la población que debe ser cribada, el tipo de mamografía, el proceso de lectura y los de revisión y confirmación diagnóstica.

Actualmente se recomienda su inicio a los 40 años, haciendo una doble proyección mamográfica anualmente o cada 2 años, sin límite superior de edad. En los programas suecos se ha objetivado una reducción total de la mortalidad de un 30%, que llega a ser del 40% en las mujeres mayores de 50 años, edad en la que el riesgo de cáncer es claramente significativo, y en la que la intervención modifica sobremanera la supervivencia. Al contrario, entre los 40 y 50 años, la reducción no parece ser superior al 10%. Por este motivo, y considerando los recursos y la estructura sanitaria de cada país, la edad de inicio puede ser aceptablemente un poco más tardía. Las recomendaciones de la ACS para el diagnóstico precoz del cáncer de mama son:

- Las mamografías anuales se recomiendan a partir de 40 años de edad y deberían continuar durante el tiempo que una mujer se encuentra en buen estado de salud.

- Examen clínico del seno por un medico debería ser más o menos cada 3 años para las mujeres en sus 20s y 30s y cada año para mujeres de 40 y más.

- Autoexamen del seno después de la menstruación cada 2-3 meses debería ser iniciado por las mujeres a partir de los 20 años. Las mujeres deben saber cómo sus senos normalmente se ven y se sienten y reportar cualquier cambio en el seno de inmediato a su proveedor de atención médica.

Para algunas mujeres, debido a sus antecedentes familiares, tendencia genética, o debido a otros factores, los senos deben ser examinados con la resonancia magnética, además de las mamografías. El número de mujeres que caen en esta categoría es mínimo, menos del 2% de todas las mujeres. Si Usted tiene antecedentes que en su familia ha existido canceres de mama, de ovario u otro tipo de canceres, hable con su médico sobre su historia y si debe someterse a pruebas adicionales a una edad temprana.

13.2.3 Programa de diagnóstico precoz del cáncer de colon

Los programas de diagnóstico precoz deberían formar parte de los exámenes médicos rutinarios en personas mayores de 50 años. La detección de la enfermedad en sus etapas iniciales consigue no solo un aumento de la supervivencia, sino también una reducción de las mutilaciones por amputaciones del colon y recto a través de extensivas cirugías en el abdomen. El test de sangre oculta en heces se ha asociado, de acuerdo a varios estudios con reducciones en la mortalidad que oscilan entre un 15 y un 33%, aceptándose una reducción promedio del 25%. Además se eleva, entre un 6 y un 33%, el porcentaje de tumores que son diagnosticados mientras son aún localizados. Es una prueba sencilla y barata, si bien resulta positiva en el 1 a 5% de la población general. Aproximadamente entre el 2 y el 10% de aquellos con resultado positivo tendrán cáncer, y un 20-30% serán adenomas. Por esta elevada frecuencia de resultados falsos positivos, su empleo comporta una alta utilización de las pruebas confirmatorias, como la colonoscopia, lo que empeora su análisis coste-efectividad. De cualquier forma, las agencias de salud americanas, la recomiendan, con periodicidad anual, a partir de los 50 años.

Existen otras pruebas no invasivas como la prueba de immunohistoquimica fecal and estudios de ADN en las heces que son alternativas al test de sangre oculta en heces pero sus role en el cribado de cáncer de colon esta por definirse.

El tacto rectal es útil únicamente para lesiones rectales situadas a menos de 7 cm del margen anal, y su sensibilidad para el conjunto de estos cánceres ha disminuido por el aumento de la localización proximal del cáncer de colon. La sigmoidoscopia flexible alcanza hasta los últimos 60 cm del colon, y su empleo, asociada a los test de sangre oculta en heces, se ha demostrado que reduce la mortalidad. Ante pacientes de riesgo, es necesario completar el estudio con examen de todo el colon mediante colonoscopia.

Para el estudio de todo el colon, también es posible el uso de la tomografía con medio de contraste, pero su rendimiento no es superior al de la colonoscopia. La colonoscopia, además de su mayor sensibilidad y especificidad, cuenta con la ventaja de permitir el estudio histológico y la extirpación de pólipos. La alta probabilidad de aparición de varias lesiones tumorales a lo largo de todo el colon, debido a la vinculación de los carcinógenos por las heces, justifica en principio el estudio completo a través de este procedimiento, pero ciertamente su incomodidad y posibles complicaciones pueden limitar su uso. Más recientemente se ha comenzado a introducir la llamada colonoscopia virtual, o colonografía, procedimiento en el que se analizan las imágenes del colon construidas a partir de las obtenidas en el TAC abdominal.

El consenso de expertos es que para la población general mayor a 50 anos sin factores de riesgo, se debería realizarse anualmente un test de sangre oculta en heces y seguir el siguiente programa de cribado: sigmoidoscopia flexible cada 5 años, ó colonoscopia cada 10 años, ó doble contraste enema de bario cada 5 años, ó colonografía por tomografía computarizada (colonoscopia virtual) cada 5 años.

En la población de alto riesgo (poliposis adenomatosa familiar, familias con Síndrome de Lynch, antecedentes de historia familiar de cáncer de colon o pólipos, colitis ulcerosa, historia personal de cáncer o de pólipos) las recomendaciones de cribado lógicamente acortan los periodos y adelantan el inicio, variando a elección del paciente y su médico.

12.2 Programa de diagnóstico precoz del cáncer de próstata

El diagnóstico precoz del cáncer de próstata es controvertido, no solo debido a la falta de claras ventajas en términos de supervivencia, sino a la avanzada edad de los pacientes diagnosticados, las diferentes posibilidades de tratamiento y sus secuelas. Efectivamente, y si bien el cáncer de próstata es una enfermedad frecuente, con una larga etapa subclínica, para el que existen tratamientos adecuados y pruebas diagnósticas sencillas, cómodas y asequibles, como el tacto rectal y la determinación de PSA (antígeno prostático especifico que se eleva en el cáncer de próstata) en sangre, no se han observado resultados consistentes en términos de supervivencia. El cribado del cáncer de próstata puede conllevar resultados falsos positivos, biopsias innecesarias y, sobre todo, tratamiento de tumores que puede que nunca hubieran afectado a la supervivencia del paciente. Sin embargo, la ACS recomienda este programa en pacientes mayores de 50 años con una esperanza de vida mayor de 10 años, iniciándolo a los 45 años en hombres de alto riesgo (afro-americanos y personas con antecedentes familiares de primer grado), informando siempre de las incertidumbres sobre los beneficios y riesgos. Según la ACS, el cribado debe, en cualquier caso, realizarse en aquellos hombres que lo soliciten, considerando inapropiado no ofrecer el test o desaconsejarlo.

Es apropiado sin embargo que a partir de los 50 años de edad, los hombres hablen con su médico acerca de los pros y los contras de las pruebas de cribado (PSA o tacto rectal) para que puedan decidir si la prueba es la elección correcta para ellos. Si ellos son afroamericanos o tienen un padre o un hermano que tenía cáncer de próstata antes de los 65, los hombres deben tener esta charla con un médico a partir de 45 años de edad.

13.2.5 Programa de diagnóstico precoz del cáncer de endometrio

La Sociedad Americana del Cáncer recomienda que en el momento de la menopausia, las mujeres deban estar informadas sobre los riesgos y síntomas de cáncer de endometrio. Las mujeres deben informar de cualquier sangrado o manchado inesperado a sus médicos después que han desaparecido los síntomas de la menopausia.

Mujeres que han tenido cáncer de mama y que reciben tratamiento con tamoxifeno y el raloxifeno tienen de 2 and 3 veces aumentado el riesgo de padecer cáncer de endometrio y sarcoma del útero que el resto de las mujeres. Estas pacientes deben ser evaluadas por el ginecólogo desde el inicio de su tratamiento y debe seguir un programa de chequeos ginecológicos periódicos acompañados de un estudio del espesor del útero a través de la sonografia intravaginal. La biopsia del endometrio es recomendada si notara engrosamiento de las paredes del útero.

13.3 Otros programas de cribado

Aunque el cáncer de pulmón es una enfermedad frecuente, los intentos de desarrollar programas de detección precoz no han dado resultados, no solo porque no contamos con tratamientos efectivos, sino también porque la fase pre-clínica detectable de la enfermedad es corta. Los programas han incluido el uso de radiografías de tórax y citologías de esputo, sin incrementos significativos de la supervivencia, aún incluso en personas de alto riesgo.

Por lo que se refiere al cáncer de ovario, no solo es una enfermedad para la que tampoco contamos con métodos de diagnóstico precoz adecuados. Se ha propuesto el empleo de CEA 125 y de la ecografía abdominal, sin que se hayan demostrado ventajas significativas, por lo que su diagnóstico se sigue produciendo en estadios avanzados, que es su forma común de presentación clínica.

El cáncer gástrico, por su elevada incidencia en ciertos países, singularmente Japón, ha sido objeto de atención. En esas condiciones de frecuencia, la endoscopia y el tránsito intestinal parecen incrementar la supervivencia. Por último, para otros tumores, como el cáncer de vejiga, la existencia de "signos de alarma" (hematuria) permite el diagnóstico de la enfermedad en etapas precoces, por lo que, no contando tampoco con pruebas sencillas y fiables, no han sido objeto de programas sistemáticos de diagnóstico precoz poblacionales.

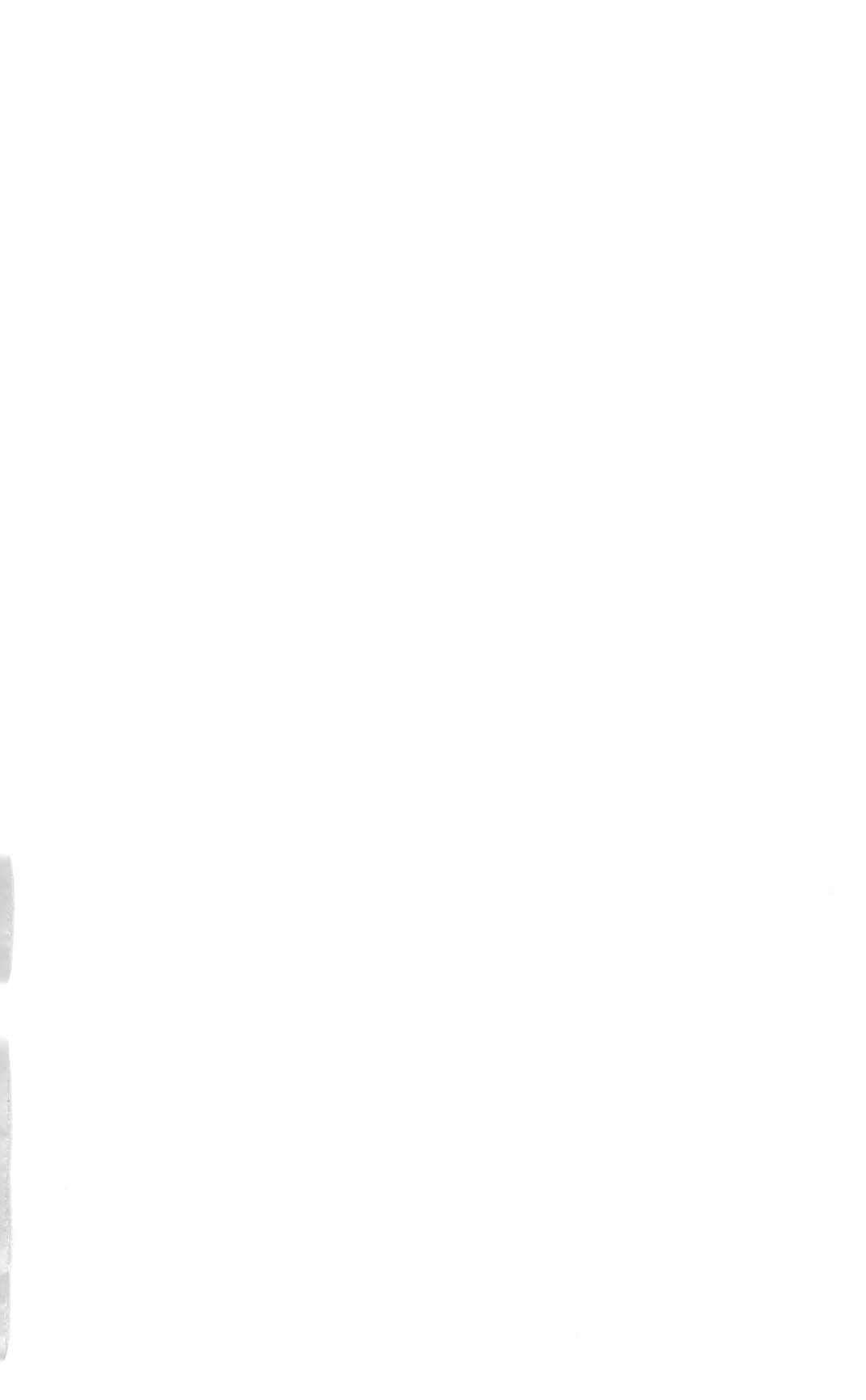

www.ingramcontent.com/pod-product-compliance
Lightning Source LLC
Chambersburg PA
CBHW061519180526
45171CB00001B/249